AF465781

AMOUR MATERNEL

CONSEILS AUX MÈRES

—

HYGIÈNE DES ENFANTS

PAR

MADAME DU BOS D'ELBHECQ

DEUXIÈME ÉDITION

PARIS
J.-L. PAULMIER, ÉDITEUR
RUE DE RENNES, 15

1864

CONSEILS AUX MÈRES

—

HYGIÈNE DES ENFANTS

AMOUR MATERNEL

CONSEILS AUX MÈRES

HYGIÈNE DES ENFANTS

PAR

MADAME DU BOS D'ELBHECQ

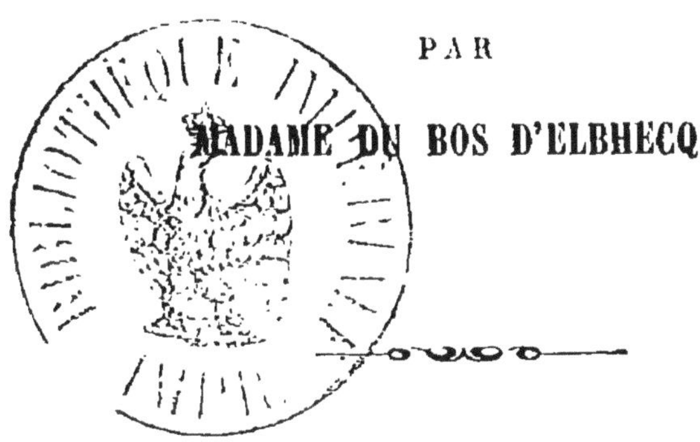

PARIS
J.-L. PAULMIER, ÉDITEUR
RUE DE RENNES, 15

1864

PRÉFACE DE L'ÉDITEUR

UN MOT
AUX MÈRES DE FAMILLE

Le livre que nous vous offrons excitera certainement votre attention. Pourrait-il en être autrement, puisqu'il traite un sujet qui tient de si près à vos plus tendres affections?

Vous reconnaîtrez sans peine, à l'aide du tact qui vous caractérise, que chacune de ses pages est inspirée par un amour vraiment maternel et dictée par une longue expérience. En lisant ces détails si palpitants d'intérêt, en admirant ces conseils si pleins d'actualité, vous sentirez que c'est bien le langage d'un cœur semblable au vôtre, d'un de ces cœurs de mère que la Providence et la grâce de Dieu ont enrichis tour à tour.

Puisse cet opuscule, en étant tout à la fois, pour vous un sage conseiller, et pour vos enfants comme un autre ange gardien, devenir un véritable petit trésor et mériter d'avoir une place d'honneur dans les archives de la famille !

AMOUR MATERNEL

CONSEILS AUX MÈRES

HYGIÈNE DES ENFANTS

PREMIÈRE LETTRE

Vous êtes donc toujours, ma chère Louise, dans l'attente du grand *avénement* qui vous rendra mère? — Le télégraphe ne m'a point encore apporté l'heureuse nouvelle. Je me réjouis de ne pas arriver trop tard pour saluer, au moment de sa naissance, le petit être si impatiemment attendu.

S'il plaît à Dieu, j'aurai raison, si j'établis

de suite que tout s'est bien passé. Vous voilà mère, et mère chrétienne (1), j'espère ; affiliée au moins de cœur aux soixante mille mères qui, de tous les points de la catholicité, invoquent le nom de Marie immaculée pour nos enfants, et font descendre du ciel, par son intercession, tant de grâces sur nos familles.

Que Dieu soit donc béni : votre cher trésor est là sous vos yeux. Vous avez entendu son premier cri. On n'a pas oublié autour de vous qu'il faut au nouveau venu de l'air pur et attiédi, donné par une fenêtre, — non pas entr'ouverte, une demi-ouverture établit un courant trop vif, — je dis par une fenêtre entièrement ouverte, si l'atmosphère extérieure est celle des jours chauds et calmes de l'été ; ou chauffée modérément hors le temps des grandes chaleurs et rendu plus vital par le purifiant appel d'un bon feu de cheminée, sans fumée et bien flambant.

(1) L'association des Mères chrétiennes, par Mme L. Jasson ; approuvée, érigée en archiconfrérie, par Pie IX, dans la chapelle de Notre-Dame de Sion, rue Notre-Dame-des-Champs, à Paris.

On s'occupe de la première toilette. Vous n'ignorez pas que chez certaines peuplades sauvages les mères s'empressent de manipuler la tête et les traits des nouveau-nés, en vue de leur beauté à venir. Ces pratiques, à peine est-ce croyable, sont également en faveur près de quelques bonnes femmes ignorantes de la campagne. Elles croient faire merveille en pressant la petite tête allongée pour lui donner la forme ronde, en tirant ou pinçant le nez, dont l'allure, plus ou moins épatée, les choque. Elles agissent en vue du bien et peuvent causer un grand mal; elles ne savent pas que le nez ne gagne rien à ces manœuvres; qu'en pressant le crâne elles risquent de froisser ou déplacer le cerveau ; et qu'elles exposent ainsi la vie et l'intelligence des enfants aux plus graves dangers. Recommandez qu'on laisse le crâne et les traits tels qu'ils sont et qu'on ne touche la tête qu'avec les plus grandes précautions et les mouvements les plus doux.

Quant au corps, on le lavera dans une eau tiède légèrement alcoolisée par quelques gouttes d'eau de Cologne ou autre, afin de le débarrasser de l'enduit graisseux qui le couvre et bouche les poresde la peau fine et délicate. Si l'enduit graisseux résiste, employez un peu d'huile étendue doucement avec les doigts. — Disons de suite que le lavage quotidien de tout e corps d'un enfant avec de l'eau tiède est une habitude hygiénique à prendre dès les premiers jours; et si après le lavage vous avez soin de mettre dans les plis de la peau et des muscles de la poudre de lycopode, ou, à son défaut, de la poudre de riz, vous éviterez à l'enfant les excoriations qui sont très-douloureuses.

Ne craignez pas d'étendre le lavage jusqu'à la tête ; malgré le dire des bonnes femmes à préjugés, la tête des enfants doit être entretenue avec la même propreté que le reste du corps. Ce qu'on appelle la calotte ne s'y formera pas et ce sera tant mieux. Je me hâte d'ajouter que s'il survient à la tête quelques croûtes laiteuses ou gourmeuses, il est très-imprudent de les faire disparaître; entretenez avec soin la propreté, mais ne contrariez pas la nature. Nous reparlerons plus loin avec détails des gourmes et de leur utilité.

Je reviens au lavage : une éponge ou mieux encore la main étendue exerce, en promenant l'eau, une friction salutaire ; je vous conseille de renouveler quotidiennement frictions et lavages jusqu'à la fin de la dentition.

Pendant que je vous parle on agit. L'enfant est lavé, sa peau bien nette : vite qu'on le sèche avec un linge bien chaud et qu'on l'habille.

Vous savez ce que je pense de la parure des nouveau-nés ; je reviens encore sur l'utilité du *vieux linge* pour les premières chemises et les premières couches. Les unes et les autres seront toujours parfaitement séchées au feu ; mais après le premier mois on les laissera refroidir avant d'en revêtir l'enfant, le linge chaud dispose la peau aux gerçures.

Pas d'épingles, c'est convenu. Vous avez dû coudre aux brassières de la layette des *portes* d'agrafes dans lesquelles passent et se nouent les rubans d'attache solidement cousus aux langes. Vous ne serrerez pas le maillot, car il est nécessaire que la petite poitrine, qui n'a pas encore son mouvement profond et régulier de respiration, puisse l'établir en se dilatant à l'aise.

Quel superbe bonnet brodé !... et brodé de votre main !... Il recouvre une première petite calotte de flanelle, puis une seconde de toile : est-il nécessaire d'y ajouter, ainsi qu'on en a souvent l'habitude, une ou plusieurs calottes de laine, de coton ou même d'étoffe *ouatée*? Je ne suis pas de cet avis. Le danger permanent de l'enfance — ayez toujours cette vérité présente à l'esprit — est *l'afflux sanguin au cerveau.*

Voilà pourquoi je crains les chambres trop chauffées : un poêle ou du charbon de terre dans un foyer causent, dans le premier cas, une chaleur concentrée, stagnante, qui n'appelle pas suffisamment l'air extérieur ; dans le second, elle est sèche, brûlante et malsaine, je le crois, pour les frêles petites créatures qu'on y expose : employez, il le faut bien, le combustible et les moyens de chauffage à votre portée, mais sachez tenir un juste milieu de chaleur et d'aération selon la saison et les conditions de lieu, d'exposition, dans lesquelles votre enfant se trouve placé.

Dans le premier âge les brides du bonnet passées sous le menton peuvent gêner la respiration. Je vous conseille de les coudre par quelques points adroits et solides à la brassière. C'est un appui de plus pour la petite tête vacillante.

Faut-il fermer le maillot? Oui, en laissant à l'aise les jambes; elles s'allongeront d'elles-mêmes si les pieds trouvent, là où ils peuvent atteindre, la douce chaleur d'une boule d'eau chaude, soigneusement enveloppée et tenue à distance voulue.

Le berceau est prêt. Le voilà tout ouvert, placé à l'abri des courants d'air, et de façon que le jour, venant à l'enfant le moins et le plus droit possible, ne fasse pas dévier son regard.

Ce joli berceau, m'écrivez-vous, n'est point matelassé de plumes, vous avez bien fait; la plume alourdit le sommeil de l'enfant et provoque sans nécessité la transpiration. Je sais que dans plusieurs de nos provinces l'usage est de coucher les enfants comme les parents se couchent eux-mêmes, immédiatement sur le lit de plume (la couette). Lorsqu'on ne peut faire autrement, il faut bien en passer par la coutume. Je n'en regarde pas moins les oreillers et les matelas ou paillassons de varech, de fougère ou de balle d'avoine bien sèche et sans odeur comme la meilleure literie des enfants.

La première toilette terminée, faites coucher tout de suite votre trésor dans sa bercelonnette; placez-le sur le côté et laissez-le dormir. — Mais, dites-vous, il n'a pas encore teté! Attendez, le moment n'est pas venu. Si le premier sommeil se prolonge au delà de cinq ou six heures, ne vous inquiétez pas, le petit voyageur affaibli, fatigué, se repose et fait provision de forces. — Mais il se réveille, il crie, il se plaint!...

Voilà que par ce puissant appel il soulève les plus graves questions, car il s'agit de savoir si vous le nourrirez vous-même; si vous lui imposerez l'allaitement artificiel, ou si vous lui donnerez une nourrice étrangère.

Dans notre prochaine lettre nous traiterons ce sujet si important, d'où dépendra probablement la santé, peut-être la vie de ce cher petit être.

Je ne terminerai point celle-ci sans vous parler du baptême, le premier et assurément le plus grand événement de la vie. Il est impossible à qui porte un cœur chrétien d'assister à un baptême sans éprouver une vive émotion. Elle n'est pas toujours partagée par l'assistance. On ne pense pas peut-être avec autant de sérieux qu'on le devrait à la petite âme qui, purifiée par la vertu divine de ce premier sacrement, échappe à Satan et prend place dans l'Église de Dieu pour y recevoir sa part des grâces de la Rédemption ; il arrive aussi que les parrains et marraines ne comprennent pas complétement la gravité des obligations qu'ils contractent envers leur filleul au point de vue chrétien. Ceci n'est pas de mon ressort. Je vous en dis un mot en passant, pour avoir occasion de me réjouir avec vous du choix que vous avez fait, en cherchant cette protection donnée à votre enfant au nom de Dieu même, parmi vos proches les plus respectables et les plus intelligents des choses divines.

Quant à vous, ma chère Louise, cachée sous vos rideaux, vous suivrez du cœur votre enfant; et quand on vous le ramènera, avec quel amour vous recevrez dans vos bras ce petit être béni et sanctifié, dont l'âme vient d'éclore, comme une blanche fleur, sous le regard de Dieu !

Vous avez une grande joie dans le cœur! et dans ce cœur aussi des inquiétudes... A-t-il crié, ce cher trésor ?.. A-t-il eu froid ? Ne sera-t-il pas malade de cette première sortie !...

Il est d'usage, dans les paroisses de Paris et des grandes villes, de chauffer à une chaleur douce l'eau du baptême : précaution indispensable, trop négligée dans les petites villes et les campagnes, et cette négligence est une des causes de la mortalité qui enlève un si grand nombre de petits enfants.

DEUXIÈME LETTRE

Je vous connais assez, ma chère Louise, pour être certaine qu'entre tous les projets caressés par votre cœur maternel il n'en est pas de plus doux que celui de nourrir votre enfant. Mais...

On ferait un bien gros livre, n'est-ce pas, des *mais* qui, se posant en barrière devant nos projets, tombent comme une avalanche glacée sur nos enthousiasmes les plus chauds ; calment, par la réflexion et la raison, les plus pures ardeurs de l'imagination, et remplacent les plus généreux élans de notre cœur par l'acceptation volontaire, courageuse des plus pénibles sacrifices.

Posons d'abord la question : Toutes les mères doivent-elles nourrir ? Y sont-elles obligées par devoir ? Non, pas toutes indifféremment. Cela dépend de certaines circonstances à prendre en sérieuse considération. Y a-t-il dans la famille de la jeune mère — elle s'en informera soigneusement — des maladies héréditaires : dartres, humeurs froides, affections de poitrine, ou de cerveau? — Son peu de raison ou de force d'âme — un conseiller sage lui dira la vérité — la rend-il trop impressionnable? Se sent-elle incapable de supporter courageusement des veilles fréquentes, peut-être des douleurs aiguës, ou trop faible pour résister aux caprices de son nourrisson, aux soins même qu'il demande? Est-elle si occupée d'autres devoirs du monde, de famille, de position, qu'elle ne puisse se donner suffisamment à ceux de la maternité? Qu'elle s'abstienne... Oui qu'elle s'abstienne... qu'elle n'y mette ni fausse tendresse, ni faux point d'honneur, ni fantaisie jalouse.

Mais si toutes les circonstances de position et d'antécédents vous sont favorables, heureuse mère! et que vous vous sentiez réellement assez de forces physiques et morales pour remplir ce beau devoir, n'hésitez pas, nourrissez votre enfant; rien ne remplace pour ces petits êtres le lait, les soins, le souffle, la chaleur, j'allais dire les fluides maternels. Il y a là des mystères qui, peut-être, ne nous seront jamais révélés, mais il y en a de très-réels, d'admirables dans leurs effets; il y a une multitude de grâces divines dans le cœur, le regard, l'attouchement de la mère qui donne une seconde vie à son enfant en le nourrissant de son lait.

Cependant, comme tous les devoirs, celui-ci a ses difficultés, ses combats, ses souffrances, et, nous venons de le dire, ses sacrifices.

Abordons en premier lieu les difficultés : elles n'embarrassent que pendant les premières heures. La mère, assise sur son séant et convenablement soutenue, apprend vite à coucher son petit enfant sur un de ses bras étendu en plan incliné. La mesure est si bien prise par la Providence créatrice que le siége du cher petit reposant dans la main maternelle, sa tête se trouve à la hauteur voulue.

Voyez, il ouvre la bouche, il cherche, il a faim, il est pressé, et déjà volontaire ; mais il ne sait pas encore très-bien son rôle. La succion est pour lui une manœuvre inconnue, un travail nouveau, non des lèvres seules, mais en même temps de la langue et du palais; travail nécessaire à la formation des organes en exercice, et qui s'étend jusqu'aux poumons. Comprenez-le bien, l'enfant qui tette ne respire pas par la bouche remplie et occupée, il ne peut respirer que par le nez. Veillez donc à ce que les narines soient parfaitement libres; modérez vos transports; ne pressez pas l'enfant sur votre sein, vous l'étoufferiez; et pour pouvoir respirer il suspendrait à chaque instant son repas : habitude détestable pour lui en ce qu'elle le fatigue et l'agace, dangeureuse pour vous en ce qu'elle dispose aux crevasses le sein mouillé exposé pendant chaque arrêt au contact de l'air. J'appelle sur ce dernier inconvénient votre attention pour votre nourrisson et pour vous-même.

Autre abus que je vous signale : j'ai connu une jeune mère qui par scrupule de modestie s'enfermait avec son nourrisson dans un grand châle bien épais. Le petit ne prenait pas deux sucées sans chercher, en se débattant et criant, l'air qui lui manquait. « *Par ainsi,* comme disait la bonne plus expérimentée que la mère, il fallait bien que pour avoir *sa suffisance*, il tetât à peu près tout le long du jour : le lait pris aussitôt que monté et à mesure, n'avait pas le temps de se former; et le petit ne profitait pas, et la mère de s'en désoler sans savoir d'où cela venait.

Donnez le sein à votre enfant loin des regards, et laissez l'air arriver au petit être qui en a besoin; il en tettera plus facilement, et sa santé et la vôtre s'en trouveront mieux.

Ne l'habituez pas à le bercer sur vos genoux, pas davantage dans son berceau. Ne lui donnez pas l'habitude de vous entendre chanter pendant son repas; ne l'endormez pas sur vos genoux : dès qu'il a teté, si l'heure du sommeil est venue, — et dans les premiers temps le sommeil suit chaque repas, — portez-le dans sa barcelonnette; si, ayant déjà quelque connaissance, il vous regarde et commence à sourire, jouez avec lui, chantez, amusez-le; ces moments-là sont les plus heureux de votre vie. Hélas! il y en a d'autres moins doux.

Ceci nous amène tout droit aux combats que la nourrice doit soutenir vaillamment, et contre le petit être qui se ferait volontiers son tyran, et contre elle-même pour lui résister.

Ces combats comme tous les autres dans la vie sont fréquents et variés. Ils viennent de la raison qui exige d'abord une grande régularité dans les repas : six dans le jour, deux dans la nuit, c'est-à-dire le dernier vers onze heures du soir, le premier vers six heures du matin. En général, — car il n'y a pas de règle absolue, et le nombre doit être réglé selon la force, l'appétit, la santé de l'enfant, l'abondance et la qualité du lait, — en général, plus est trop, moins n'est pas assez. L'essentiel est de déterminer une règle et de la suivre fidèlement, l'enfant en prendra vite l'habitude. Je sais qu'il est maternellement naturel de donner à teter à l'enfant tant qu'il en veut. *Tant qu'il en veut*, quand il y est, oui ; *mais pas aussi souvent* qu'il en veut. Lorsque l'heure est venue, laissez-le en effet épuiser tout votre lait. On dit que les dernières gouttes sont plus épaisses, par conséquent plus nourrissantes. « Mais, demandez-vous, lorsque bien repu en quittant le sein il crie ?... Si, avant les deux heures d'intervalle, il crie et crie encore ?... »

Pauvres mères! quelle anxiété ces cris nous mettent au cœur, et qu'il est difficile d'y résister ! Cependant les mères ou nourrices expérimentées savent — elles l'ont appris à leurs dépens — qu'un enfant de quelques jours peut crier par colère, ou malice. Il a déjà son petit instinct d'égoïsme et de volonté impatiente. « Mais comment distinguer si les cris ne viennent pas de gêne ou de souffrance? » Je vous réponds: en l'examinant avec calme.

Oh ! je vous l'ai dit, la maternité sérieuse et chrétienne est la plus grande école des vertus: celles de patience et de calme sont les plus nécessaires. Soyez maîtresse de vous-même, et vous apprendrez bientôt à juger la nature des cris de votre enfant. Sa plus légère pâleur, un pli au front, le tour de la bouche grimaçant ou prenant une teinte bleuâtre, en voilà assez pour vous éclairer. Vous prenez certainement en arrangeant le maillot les précautions indiquées par le médecin pour prévenir les accidents, n'ayez donc aucune crainte, et dans le cas où ces mauvais symptômes absents vous prouvent que l'enfant a seulement un caprice, laissez-le crier quelques minutes et cherchez en le contentant quel est son caprice. Si alors il se tait, soyez convaincue et armez-vous d'un ferme courage pour le laisser crier sans lui *céder une seule fois*. Il s'habituerait à crier pour demander, refuser, exiger, et plus tard les cris dont vous ne pourriez toujours satisfaire l'exigence, amèneraient dans sa santé de graves inconvénients : on a vu des enfants asphyxiés par la congestion cérébrale qu'avaient provoquée leurs cris. Je voudrais pénétrer votre esprit de cette vérité : l'éducation d'un enfant commence dès le premier jour, j'allais dire à sa première heure. L'enfant, guidé par son instinct, se souvient ; cédez-vous une fois, il ne l'oublie plus et devient votre maître. Combattez donc résolûment ses premières volontés pour n'avoir pas à lutter plus tard contre des dangers que sa rébellion pourrait rendre mortels et contre des caprices devenus bien vite des défauts difficiles à corriger.

Vous souriez ! vous croyez à peine possible ce que je vous dis ! — « Des défauts à cet ange! » — Une mère, je le sais, croit toujours le sien parfait; voilà pourquoi il lui faut un courage de héros pour accepter la possibilité d'une imperfection dans son petit ange, et ne pas céder à ce cher tyran. Pauvres tendres mères que nous sommes! nous les voyons si beaux et si bons! nous aimons tant à les voir sourire, et leurs larmes nous font tant de mal! Nous souffrons plus qu'eux lorsqu'il faut en venir à la répression et à la correction! Pensons-y d'avance.

J'ai prononcé un mot inquiétant, je vous ai parlé de souffrances. Une nourrice, outre les fatigues, en a de cruelles à subir parfois.

Les crevasses... On s'en préserve ordinairement en ayant soin d'essuyer, aussitôt que l'enfant quitte le sein, l'humidité que sa bouche y laisse. Deviennent-elles persistantes et douloureuses? On se sert des bouts de sein artificiels. M. Charrière (1) a trouvé le moyen de rendre l'ivoire flexible et est parvenu à en former les bouts de sein artificiels qui préservent les mères sans nuire aux enfants.

(1) Place de l'École-de-Médecine, à Paris.

Malheureusement quelques nourrices y ont recours trop tard, les crevasses dégénèrent en abcès. Mal affreux ! souffrance aiguë rendue atroce par les efforts du nourrisson. Eh bien, une mère supporte tout cela héroïquement pourvu qu'il lui reste le plus léger espoir de continuer à abreuver elle-même son cher enfant ; pâle, enfiévrée, torturée, elle s'estimera heureuse encore si son enfant, en provoquant les plus vives douleurs, ne reçoit aucune atteinte du mal qu'il cause. On n'a pas toujours ce bonheur : l'enfant prend du lait mauvais, il en souffre. Que faire ?

Hélas ! dans ce cas un grand sacrifice devient inévitable. Il y a certainement de l'héroïsme dans une bonne mère qui consent à ne pas nourrir son enfant. Et quand on a goûté ces joies ! et qu'il y faut renoncer ! cruelle peine !...

Mais le médecin a prononcé : il y a urgence ; il faut appeler une nourrice étrangère.

Là se présentent les plus grandes difficultés. On peut en triompher cependant avec l'aide de Dieu.

Je sais une jeune mère qui, les seins gonflés d'abcès, le cœur débordant de larmes, s'en fut elle-même résolûment, mais en passant par la chapelle de Notre-Dame des Sept Douleurs, à un bureau de nourrices.

Grâce à Marie, qu'on n'invoque jamais en vain, son instinct maternel lui fit découvrir, dans le nombre qui lui était présenté, un trésor, tel que je le souhaite à toutes les mères en pareil cas, une femme de la campagne, une jeune et vraie Bourguignonne remplissant les meilleures conditions, c'est-à-dire accouchée depuis le temps voulu, mariée à un honnête homme, issue d'une famille vertueuse ; une femme enfin de conscience droite, saine de corps et d'âme, pieuse et gaie, d'un charmant caractère. Notre Jeannette Bonnet a sauvé le cher petit enfant qu'on lui remit presque mourant entre les bras. Elle était aimante ; elle s'attacha aussitôt à l'espoir de le faire vivre. Son enfant à elle, un beau garçon, avait été ramené au pays par une voisine ; et la mère de Jeannette, s'était chargée de nourrir de son propre lait ce petit rejeton de sa seconde génération. On se marie jeune et bien dans cette famille. — L'enfant sauvé est aujourd'hui une bonne, pieuse et charmante petite fille de cinq ans; née de souche chrétienne, elle n'a puisé au physique et au moral que de bons germes dans le lait de sa *nounou.* Cette dernière conserve ce doux nom; devenue veuve, elle est revenue en service *chez nous*, comme elle le dit si justement; et on la regarde comme étant de la famille.

On tombe rarement aussi bien, je l'avoue. Pourquoi?.... Parce qu'on ne met pas la chance chrétienne de son côté; on donne la préférence à ce qui n'a pas été régularisé, consacré par la religion; *la mode* recherche *les filles mères*: une nourrice *non* mariée, libre des liens matrimoniaux, en est plus facile à conduire, prétend-on. Je dis qu'à la considérer seulement comme nourrice, elle ne mérite pas de confiance, car on ne peut connaître les antécédents de conduite des deux parties. Le vice, la faiblesse humaine si vous voulez, ont dans leurs suites des effets physiques et moraux terribles avec lesquels vous risquez de mettre vos enfants en contact intime.

Qu'arrive-t-il de là ? La statistique dénonce la mort d'un enfant sur trois ; et l'on est tout étonné dans les familles, désespéré, devrais-je dire, de voir que de mauvaises inclinations font dévier jusqu'au vice de nobles rejetons chez lesquels devraient briller les plus pures vertus héréditaires.

Mais supposons que vous êtes aussi visiblement protégée du ciel que la jeune mère dont je vous faisais tout à l'heure l'éloge.

Votre choix est bon. Vous avez pour nourrice une paysanne mariée, venue de bonne souche et d'un pays sain. Elle a de vingt à trente-cinq ans ; ce n'est pas le premier enfant qu'elle allaite ; elle a de l'expérience ; ses dents sont saines et sa figure avenante. Elle remplit encore d'autres conditions dont l'examen consciencieux entre dans les attributions de votre médecin. L'enfant est dans ses bras il tette et tout va bien.

Votre tâche est loin d'être terminée. Une surveillance continuelle, obligatoire, cachée, adroite, doit être cependant exercée avec ménagements ; qu'elle comprenne tous les soins, devine et prévienne toutes les négligences; qu'elle soit accompagnée et soutenue de l'exercice de votre autorité, toujours douce et juste, mais, quand il le faut, absolue et sans réplique.

Il y a plusieurs années, un tableau attirait à l'exposition tous les regards. Une belle nourrice était représentée couchée dans un bon et grand lit où elle dormait profondément. A côté un berceau vide. Où donc est le nourrisson ? Sur un des oreillers retourné, en désordre, le bras de la nourrice était étendu et s'appuyait de tout son poids. Sous l'oreiller se voyait à demi un corps de petit enfant étouffé... un petit cadavre déjà froid et pâle... Au pied du lit une porte s'ouvrait sans bruit — on le devinait — et donnait passage à une jeune femme en costume de bal. Souriante, heureuse du calme qui règne dans cette chambre où dort son plus cher trésor, elle vient le contempler dans son sommeil, surveiller, s'assurer qu'il ne manque de rien ! doucement, une lumière à la main, elle avance déjà la tête. — ... Je vous assure que les larmes venaient aux yeux : on était tenté de lui crier... «Arrêtez !... n'avancez pas ! malheureuse mère ! vous venez trop tard !... »

Peu de nourrices, peu de jeunes mères savent qu'il leur est défendu par les lois ecclésiastiques de coucher avec elle, dans leur lit, les enfants en bas âge ; on trouve plus commode de les avoir à portée, on les soigne plus facilement, dit-on, et on ne songe pas qu'on peut les étouffer ou les asphyxier. Le moins qui puisse arriver est de leur donner une habitude détestable à tous les points de vue. Cette faute, qui peut avoir de si effroyables résultats, est bien propre à frapper l'attention et la délicatesse d'une conscience maternelle.

Est-il de bonne hygiène de conserver à la nourrice *sur lieu* les habitudes de sa campagne? Je suis de cet avis pour l'exercice et le grand air. Mais il est utile de tenir compte du changement que sa nouvelle position apporte à sa vie et qui va modifier probablement le fond de sa santé. L'essentiel est de lui faire respirer un air pur, de lui faciliter un exercice actif, de lui donner de bons repas solides qui se rapprochent un peu de ceux de son pays. Rassasiez-la de blancs de volaille, elle les digérera moins bien qu'un bon morceau de grosse viande sur une large tranche de pain. Tenez-les en gaieté et le cœur en joie. Il y a des mères jalouses de la nourrice. Ce n'est pas en effet sans une certaine dose de renoncement à nous-mêmes et de générosité d'âme que nous laissons à une étrangère les douces prérogatives qui nous appartiennent de droit. Aussi, une jeune mère se résout-elle difficilement à ce sacrifice ; sous prétexte de ne pas fatiguer la nourrice, elle lui laisse à peine toucher son nourrisson ; elle ne lui permet pas de faire sa toilette. C'est à la dérobée que la pauvre femme ose embrasser les joues roses qui lui doivent pourtant leur gracieuse fraîcheur. Et on s'étonne qu'elle soit triste et un peu maussade !

Je ne lis jamais sans émotion la lettre où madame de Sévigné parle avec la grâce de son esprit et l'éloquence de son cœur de sa reconnaissance envers le courrier qui veut bien prendre la peine de galoper à bride abattue par tous les temps et les mauvais chemins pour lui apporter les lettres de sa fille.

La reconnaissance est une noble et belle vertu; qui en mérite davantage, dites-moi, que la femme à laquelle vous demandez pour votre enfant la vie que vous ne pouvez lui donner vous-même?

Ce sentiment jaloux entre parfois un peu dans le parti que prend une mère de nourrir son enfant par l'allaitement artificiel, autrement dit, au petit pot.

Cette ressource vient en aide aussi aux femmes qui n'en ont pas d'autres ou qui ne peuvent se décider à envoyer leurs enfants au dehors.

L'allaitement artificiel est un sujet qui demande de longs développements : nous le traiterons, si vous le permettez, ma chère enfant, dans ma prochaine lettre.

TROISIÈME LETTRE

Lequel vaut le mieux ou plutôt le moins pour un enfant : être envoyé au loin, abandonné à tous les hasards et y recevoir la nourriture ordinaire, ou rester dans le nid maternel et ne trouver que l'allaitement artificiel?

Il y a tant d'inconvénients dans les deux partis que je n'ose décider. Que chacun juge sa position et agisse pour le mieux.

L'allaitement artificiel est presque impossible dans les villes, à cause de la mauvaise qualité du lait, plus ou moins altéré par le voyage ou les substances que les laitiers y mettent pour l'empêcher de tourner. Je préférerais le lait de chèvre. Le bon lait de vache bien pur est trop nourrissant dans les premiers mois; il est prudent de le couper avec de l'eau d'orge ou de gruau; presque toujours dans ce mode d'allaitement on pèche *par une alimentation trop substantielle*, ou forcément mal appropriée à la constitution des enfants; et c'est, avec plusieurs autres, une cause de la mortalité qui frappe ces petits êtres.

On doit encore à M. Charrière les biberons en ivoire flexible les plus favorables à la succion, les plus faciles à entretenir en parfaite propreté.

A quatre mois seulement on peut commencer à donner à l'enfant des bouillies *très-cuites et très-claires*, ou des panades faites avec du pain *recuit au four*. On fabrique à Nantes des petites écuelles (des crôles) en bois dur — du buis, je crois — destinées à cet usage, creusées en forme de grande cuiller; elles ont un rebord étroit, avancé, petite gouttière qui s'adapte à la bouche de l'enfant et permet la succion sans fatigue; la bouillie ou la panade retenue dans le creux ne coule qu'autant qu'on le veut et quand on le veut, ce qui facilite les temps d'arrêt nécessaires.

Mais que de soins!.... une mère seule peut les prendre : Le lait toujours à la même température, ni trop chaud ni trop froid, provenant autant que possible de la même vache tenue en bon état par la sortie journalière de l'étable et un fourrage de bonne qualité ; l'orge ou le gruau à mêler au lait renouvelé chaque fois, chauffé sans mauvais goût, sucré assez et pas trop ; les bénéfices de l'allaitement au sein perdus en cas de maladie.

« S'il en est ainsi, demanderez-vous, il vaut donc mieux éloigner les enfants, les confier aux nourrices qui les emportent et en font ce qu'elles veulent ou ce qu'elles peuvent ? »

C'est une extrémité bien douloureuse en effet, et je ne saurais vous donner aucune sécurité. Cherchez longtemps à l'avance un pays sain , une campagne ni trop boisée ni trop arrosée ; qu'elle ne soit ni une sombre et marécageuse vallée, ni un coteau exposé à tous les vents ; parcourez vous-même le pays, inspectez les maisons, sondez-en les murailles, regardez les ouvertures, examinez les habitudes des habitants ; scrutez la sécheresse des planchers, la propreté du linge, la tenue des ustensiles ; puis allez faire visite au curé de la paroisse, renseignez-vous auprès de lui sur la moralité des familles, la conduite des ménages ; prenez en note ces indications ; et quand vous aurez les renseignements les plus satisfaisants, réfléchissez encore. La mortalité des enfants est plus considérable chez les nourrissons à la campagne. — Pourquoi ? Cela tient à bien des causes.

En tout ceci, remarquez-le, je parle en général ! il est juste de tenir compte des exceptions.

Les nourrices fermières sur leur bien ou par fermage — ce ne sont point les riches qui prennent des nourrissons — appelées au dehors forcément par leur travaux, n'ont guère le temps de soigner même leurs propres enfants ; à leur retour, elles leur donnent la préférence, et ils passent avant les étrangers. Pendant que la fermière est aux champs, le nourrisson est laissé à la garde des moins petits de ses frères de lait ; ceux-ci contentent comme ils peuvent ses caprices ; de là une foule d'indigestions secrètes, de chutes ignorées. Il n'en faut pas davantage pour que votre enfant vous soit rendu dans un état de dépérissement voisin du marasme, avec la maladie du gros ventre, des luxations ou des difformités que la croissance développera... s'il vit!...

Je ne parle ni des barcelonnettes-paniers, où l'enfant étouffe, où on le garrotte avec une grande bonne volonté de prudence, afin qu'il ne tombe pas; ni des petites fenêtres du logis, de la fumée, du bas plafond, du fumier dans la cour: les enfants de la maison, nés dans ce milieu, y résistent, mais le vôtre!

Si vous étiez condamnée à la douleur d'en voyer votre enfant en nourrice, je vous dirais: Cherchez de préférence parmi les femmes d'ouvriers de profession, menuisier ou autre: plus sédentaires dans leur logement mieux tenu, elles n'ont pas de raisons qui les attirent au dehors ou les forcent de laisser seul leur nourrisson; elles le promènent volontiers quand leur ménage est fait; et peut-être s'y attachent-elles davantage, parce qu'elles peuvent le mieux soigner.

Je donnerais donc, dis-je, dans cette triste nécessité, toutes les autres conditions étant bien remplies, la préférence à une femme d'ouvrier à la ville, qu'à une nourrice de compagne forcée aux travaux des champs.

A tout prendre, je ne sais rien de plus pénible que cette extrémité. Quant à moi, je ne comprends pas qu'on s'y résigne aussi facilement, et que bien des mères, qui, en se gênant un peu, trouveraient bien moyen de l'éviter, puissent vivre en paix, sachant tous les dangers que court loin d'elle le pauvre petit exilé.

Passons... Je sais qu'il y a de bien pénibles nécessités dans la vie, par lesquelles de pauvres cœurs de femmes et de mères sont broyés.

Et le sevrage?... Avec l'allaitement artificiel, le sevrage est si insensible, qu'on peut le dire, il n'existe pas. L'allaitement au sein doit durer, selon la force de l'enfant, le travail de la dentition, la santé de la nourrice, l'abondance ou la diminution de son lait, de quinze à dix-huit mois. Ce dernier chiffre est celui que dans les cas ordinaires, on ne doit pas dépasser.

En général, il est prudent d'attendre pour sevrer, quand la dentition est active, que l'enfant ait percé ses dents canines. Le sevrage se fait sans le moindre inconvénient pour l'enfant et pour la mère, lorsqu'on le prépare à l'avance, toutes choses favorables d'ailleurs, et qu'on y arrive peu à peu. Les deux meilleures saisons pour sevrer sont le printemps et l'automne; les fonctions digestives se font moins bien pendant l'hiver et l'été. L'époque choisie pour le sevrage approche-t-elle, supprimez un repas au sein la première semaine, puis deux, puis trois, ainsi de suite; le lait moins appelé montera d'autant moins; augmentez en proportion le nombre des repas à la bouillie, aux panades claires. (Dans ces dernières surveillez bien la qualité du beurre, je regarde le beurre salé, fondu ou toujours plus on moins altéré, comme un poison pour l'estomac des enfants.) Ne craignez pas d'en arriver assez promptement au bouillon de poulet d'abord, puis de veau; peu après, si les digestions se font bien, donnez de la panade au bouillon de bœuf parfaitement dégraissé. Enfin, si tout marche à souhait, habituez votre enfant, à mesure que les dents lui viennent, à manger *de tout*; son estomac, ménagé sur les quantités selon l'appétit et les facultés digestives, doit s'habituer à la nourriture ordinaire de votre maison. Inutile de vous faire observer que les épices doivent être bannis des aliments du bébé. Pour boisson, il doit boire après chaque petit repas de l'eau sucrée, que vous mélangerez peu à peu de vin de bonne qualité.

Le voilà sevré, ce joli marmot; vous, chère nourrice, ou la femme qui vous remplace, éloignez d'abord le nourrisson, qu'il ne vous voie plus; pas de faiblesse; votre enfant pleure, appelle sa nourrice... ce petit chagrin passera. Vous-même, cherchez à vous distraire; un séjour au lit plus ou moins long, pendant lequel vous faites diète et vous provoquez une transpiration la plus abondante possible, de l'ouate sur les seins, des cataplasmes s'il le faut, ou des linges graissés avec de l'axonge (saindoux) camphré, des boissons sudorifiques, enfin une purgation douce, répétée si c'est nécessaire : telles sont les précautions à prendre.

En voilà bien long, chère enfant, et pourtant je suis loin d'avoir tout dit, je ne saurais tout prévoir; des modifications importantes dépendent de la constitution de votre enfant, de sa force, de son irritabilité nerveuse, de la saison où il est né, des habitudes que vous lui ferez prendre.

Je crois utile cependant de ne pas en rester là, et de vous parler avec un peu plus de détails des maladies propres à la première enfance; de celles qui frappent l'époque de la dentition; des précautions à prendre dès l'âge le plus tendre, au point de vue de la santé à venir, du caractère; enfin de l'impulsion morale à donner dans les débuts de la croissance et de l'éducation.

Ces graves sujets demandent des développements; ils trouveront place dans ma lettre prochaine.

QUATRIÈME LETTRE

Inutile de vous dire, ma chère Louise, que la première enfance réclame des soins constants Les mères pèchent d'ordinaire en ceci par excès; la tendresse maternelle est si facilement alarmée. L'inexpérience inquiète ne nous laisse pas toujours la possession de notre liberté d'esprit et de jugement. Heureuses, pour elles et leurs enfants, les âmes fortes en qui l'amour maternel est assez béni de Dieu pour conserver toujours l'observation calme, éclairée, attentive qui voit juste et fait agir sagement.

La mère courageuse se rend compte de tout. Ainsi, elle verra sans pâlir la main du médecin piquer trois fois, en le vaccinant, chacun des bras de son petit enfant. La piquûre est une petite plaie bien légère faite en dessous de l'épiderme et à peine sensible; mais elle amènera au bout de trois ou quatre jours—plus tôt la vaccine n'est pas bonne — de gros boutons rouges, douloureux, qui ne se développent pas sans souffrance et sans fièvre. Notre jeune mère avertie ne s'inquiétera pas. Cette légère indisposition n'est-elle pas préférable à l'affreuse maladie de la petite vérole ?

« Sans doute, répond la jeune mère; mais que ne pouvons-nous élever nos enfants sans craindre pour eux tant d'autres maux; nos anxiétés ne manquent pas d'excuses. Écoutez !... j'entends pleurer mon cher bébé. Qu'a-t-il, mon Dieu ! Voyez comme il contracte ses petits membres et serre les poings ! »

Ne vous effrayez pas, ce sont des tranchées, un des premiers maux du jeune âge. Quelques cuillerées d'eau de fleur d'oranger, une infusion légère de fleur de tilleul ou de camomille, des frictions sur le ventre avec une flanelle imbibée d'huile de camomille camphrée, ou mieux encore votre douce main, jeune mère ; au besoin, des cataplasmes ou des bains tièdes; mais on a tout employé successivement et le mal persiste !... Appelez le médecin. C'est une sage précaution. Il y a dans toute maladie des signes précurseurs que lui seul par science ou par expérience peut juger : l'état du pouls, le regard, la chaleur de la peau lui sont autant d'indices. Dans le cas dont il s'agit, il vous dira s'il faut employer quelque doux laxatif, la manne, par exemple ; s'il est utile au contraire de lui faire boire de l'eau de riz gommée, ou d'avoir recours aux injections émollientes intérieures selon les cas d'inflammation ou de relâchement.

Les cris peuvent provenir encore de la maladie appelée muguet, parce que les boutons blancs qu'elle met dans la bouche des enfants ont de la ressemblance avec cette petite fleur. Dans ce cas l'enfant refuse de teter ; il crie de faim, de souffrance et d'impatience. On remédie facilement à ce mal par des boissons adoucissantes : lait coupé, eau de gomme ou de mauve. Humectez la bouche avec un pinceau trempé dans de l'eau de graine de lin. Maintenez plus de chaleur aux pieds. Les boutons se formeront en croûte ; gardez vous de les détacher ; elles se reforment, prolongent le mal et gagnent quelquefois la gorge. Passez dessus avec le pinceau de l'eau d'orge mêlée d'un peu de miel rosat. Elles tomberon d'elles-mêmes.

Vous voilà rassurée..., pour un moment.. et les questions se pressent sur vos lèvres.

« Faut-il sortir mon fils habituellement? Que temps choisir ? Ma chère petite fille n'aura-t-ell pas bien chaud l'été..., bien froid l'hiver ? »

Règle générale, sortez l'enfant le plus souvent possible. Le bon air, l'air extérieur, entre pour une grande part dans la vie de tous les êtres et surtout des enfants ; il est donc de première utilité de les habituer peu à peu à toutes les températures. Mettez-y certaines précautions : évitez la bise et non le froid ; évitez la grande humidité, mais ne vous effrayez pas d'une petite pluie qui le surprendrait à la promenade ; cherchez, autant que possible, le *soleil* vivificateur de tout ce qui croît ou respire ; mais n'exposez pas sa tête nue ou sa petite personne tout entière aux brûlants rayons de l'été. J'aime dans les beaux jours, à voir dormir en plein air un petit enfant : tenez-le dehors à tout âge ; quand il fait beau, la plus grande partir du jour. Laissez-le se rouler à l'aise sur un tapis ; s'il s'y endort en jouant, tant mieux ; mais surveillez attentivement l'approche des insectes, surtout des frelons et des grosses mouches.

J'aime encore que l'été, dans son berceau ou sur son tapis, il reçoive les premières senteurs du matin par la fenêtre ouverte ; mais gardez-le, même dans cette saison, de l'humidité du soir (le serein). Quand les petits des oiseaux regagnent leur nid, rentrez-le. Ouvrez sa chambre, même l'hiver par les belles gelées ; qu'en toute saison le *soleil* y répande ses bienfaisantes effluves. De l'air, de l'air pur et encore de l'air. Et à mesure qu'il se fortifiera, endurcissez-le, fils ou fille, au froid d'abord et plus tard à la chaleur ; et la gymnastique aidant, sa gymnastique à lui avant celle des adolescents, vous lui ferez un tempérament robuste qui bravera tout.

Je me hâte trop : nous n'en sommes pas encore là, puisque le bébé a quelques jours, quelques mois à peine. D'ailleurs, je le devine, il en coûte à votre amour-propre maternel d'exposer votre cher petit bien-aimé aux regards, parce qu'il n'est pas en beauté. La gourme le défigure.

C'est un petit échec pour votre coquetterie maternelle et un grand bien pour votre enfant. Qu'elle soit laiteuse ou gourme simple, qu'elle envahisse le cuir chevelu, la figure ou les oreilles, la gourme est un travail épurateur naturel ; laissée à son cours elle emporte avec elle le virus de bien des maladies : contrariée, elle se jette sur le germe des dents, sur le cerveau qu'elle obstrue ou paralyse ; elle provoque dans l'enfance les convulsions, les graves maladies dans la jeunesse ; et vienne l'âge mûr, elle hâte, par la place qu'elle s'est faite et qu'elle garde dans le cours de nos humeurs sous différents noms, elle hâte, dis-je, les infirmités de la vieillesse.

Rejetez donc tout moyen qui tendrait *à faire rentrer* la gourme. Gardez-vous d'employer les pommades ou huiles siccatives. Un peu de cérat étendu sur un linge fin pour parer aux frottements, c'est tout ; ne droguez pas. Faites prendre à votre enfant matin et soir, pendant quelque temps, une décoction (faire bouillir) de pensées sauvages. La gourme n'en sortira que de plus belle et tout entière, jusqu'à ce que l'ennemi soit hors de la place.

Mais la dentition s'annonce. Cruel temps d'épreuves! pendant lequel le regard effrayé des mères voit le glaive de Damoclès suspendu jour et nuit sur ces petites têtes si chères.

La dentition est en effet un temps pénible à passer.

La disposition nerveuse, générale chez les enfants, plus grande et toute particulière selon l'organisation, l'âge de ces petits êtres et le milieu où ils vivent, les expose, au moment de la dentition, à des maux aigus qui se terminent promptement par la mort, si on n'y apporte des remèdes plus prompts qu'elle, ou qui s'établissent à l'état chronique, faute d'un traitement efficace. Les convulsions, coqueluche, danse de Saint-Guy, épilepsie du jeune âge, triste nomenclature, sont restés longtemps presque incurabless.

Cependant, pour tous les maux Dieu a créé des remèdes, et il les a mis à la portée de l'homme. Mais il en a fait le prix de son labeur; leurs vertus restent cachées longtemps, jusqu'à ce que par le travail,la science ou l'expérience, le secret de miséricorde se découvre dans des matières inconnues ou peu étudiées jusqu'alors et auxquelles on n'avait pas encore demandé toutes leurs ressources.

J'espère, ma chère enfant, que vous n'admettez point l'ambre dans vos parfums : l'ambre répand une odeur extrêmement forte et subtile qui porte sur les nerfs de la tête et les contracte jusqu'à la lourdeur et la douleur.

Savez-vous qu'il y a deux sortes d'ambre? —J'aime à vous étonner, à vous intéresser par ma science apparente : vous allez voir d'où elle me vient.

Donc il y a deux sortes d'ambre. Le gris nuancé de jaune et de noir, entremêlé de débris de poissons, substance flottante à la surface de la mer, ou rejetée sur les côtes du Japon, des îles Moluques ou de Madagascar : c'est, dit-on très-prosaïquement, un calcul biliaire ou un mélange de produits alimentaires mal digérés d'une espèce de cachalot. L'ambre gris est, je crois, celui qui s'emploie dans la parfumerie, et j'en fais peu de cas.

Je préfère, pour son origine végétale et sa transformation fossile, l'ambre jaune. On en faisait jadis des colliers, des bracelets transparents comme la topaze; il fut à la mode longtemps chez les Romains, qui le façonnèrent en bijoux et sous toutes les formes. Substance liquide évidemment avant l'état où ils se présentent aujourd'hui, ses charmants nodules renferment parfois — ce sont les plus rares et les plus estimés — des mouches ou autres insectes, même des petites feuilles. On le trouve en abondance sur le bord de la mer Baltique, au milieu des terrains sablonneux, dans la Prusse orientale, il abonde près de Dantzig et Kœnigsberg. On en récolte aussi, mais trop peu pour le commerce, en France près de Gisors (Gard) et de Soissons. Il est regardé comme le produit, gomme fossilisée, d'un arbre résineux dont l'espèce disparue, enfouie depuis des siècles, est passée à l'état de lignite. Son nom savant est SUCCIN. Les anciens le nommaient ELECTRUM; il est rendu électrique, en effet, par le frottement.

Je vous parle de l'ambre jaune avec prédilection : il formait dans ma jeunesse de charmantes parures. Un bracelet d'ambre jaune qui me fut donné par ma mère, me causa une de ces joies d'enfance qui ne s'oublient jamais. Je l'ai porté longtemps : il a servi de collier à mes deux fils pendant leur dentition. On prétendait que c'était un préservatif contre les convulsions; était-ce pressentiment de sa vertu encore cachée qu'on a découverte depuis? Ce cher collier a passé de ma petite fille aînée à la cadette, qui le porte encore.

Cette raison de ma préférence pour l'ambre jaune vous paraît et est en effet toute personnelle. Je veux croire que c'était un instinct. Un motif bien plus sérieux rendra désormais ce joli produit cher entre tous aux cœurs maternels.

Qui ne le sait? — Dieu veuille que vous ne l'appreniez point par expérience ! — les convulsions frappent les enfants de la manière la plus inattendue, principalement pendant la dentition. Elles les saisissent en silence dans leur berceau ; elles les torturent, les contournent quelquefois jusqu'à déformer entièrement leur gracieux petit corps, ou les paralysent jusqu'à les tuer sur place. Une de mes amies ouvrant un matin , après une nuit paisible en apparence, les rideaux du berceau placé dans sa propre chambre, trouva son fils irrémédiablement contrefait par suite d'assauts convulsifs si terribles, si intenses, que l'enfant n'avait pas pu exhaler une plainte : sa colonne vertébrale avait pris la forme d'un S, et les organes intérieurs de la poitrine étaient complétement déplacés. Il a vécu, mais dans quel état !

Il arrive aussi que la moindre peur, une chute qui les effraye, un bruit, un mouvement violent, imprévu, ou un accident dont ils sont victimes, agissent sur l'organisation des enfants avec une telle violence que leur santé en reste altérée pendant des années. Ecoutez un exemple et veillez, mères prudentes !...

On faisait un déménagement. Une petite fille de cinq ans, laissée seule, *une minute*, malgré les recommandations de sa mère à sa bonne, en face d'une armoire posée pour un instant au milieu de la chambre, veut chercher derrière la glace sa propre image qui s'y reflète. Elle prend la clef, tire à elle ; l'armoire s'ouvre, perd l'équilibre tombe sur la pauvre petite et l'ensevelit sous son poids énorme et l'enferme comme dans un tombeau... On l'en retira vivante, mais en proie aux convulsions permanentes qu'on appelle la danse de Saint-Guy.

Quand je l'ai connue, cette enfant avait plus de dix ans. Les mouvements saccadés des membres, l'agitation grimaçante de ses traits, étaient effrayants à voir. On regrettait pour ainsi dire que la petite eût survécu à son accident.

Une autre maladie nerveuse, sympathique, et par cette raison contagieuse, la *coqueluche*, puisqu'il faut la nommer, vient sans cause apparente. C'est *dans l'air*, à ce que prétendent les bonnes femmes. Connaissez-vous rien de plus pénible pour l'enfant, pour la mère qui le soigne et suffoque avec lui, que la coqueluche? Il paraît que depuis peu, beaucoup d'enfants ont été soulagés de ce mal après avoir respiré l'atmosphère d'une usine à gaz, pourquoi? On ne le sait pas encore. Par malheur ce remède, même dans les villes, n'est pas à la portée facile de tout le monde, et il manque complétement dans les campagnes.

Enfin les enfants sont prédisposés pendant la dentition aux coliques ou tranchées, ainsi que je l'ai dit dans une de mes précédentes lettres ; tous ces maux réduisent les mères au désespoir.

Eh bien, grâce aux progrès faits par la science, la chimie sait tirer maintenant de l'ambre jaune ou succin, en le traitant de différentes manières, des médicaments propres aux cruelles maladies que nous venons de nommer. Dans une note lue à l'Académie de médecine, séance du 24 mars 1863, le docteur Danet a préconisé le succin comme un des moyens les plus efficaces pour combattre ces maladies diverses. Je voudrais être savante en science médicale pour vous détailler ses vertus en pleine connaissance, et toutes les ressources tirées des combinaisons différentes de la cynoglosse et du succin dans les modifications que M. Chanteaud, pharmacien à Paris, leur a fait subir. Je vous répéterai seulement ce que m'a dit une personne éminemment recommandable, digne de foi par conséquent, et que sa position met plus que personne à même de vérifier la plupart des cures obtenues; elles sont assez remarquables et assez nombreuses pour éveiller au plus haut point l'attention et mériter la confiance des familles.

Ces préparations ne s'altèrent point, on peut en conserver chez soi, et il y a prudence à le faire en vue des cas d'invasion subite qui donnent à peine souvent le temps d'appeler le médecin; leur emploi, assure le rapport de M. le docteur Danet, ne peut entraîner aucun danger (1).

(1) On trouve chez M. CHANTEAUD, pharmacien, à Paris (Grenelle), 54, rue du Commerce, et dans toutes les pharmacies, les préparations suivantes qu'il faut bien distinguer :

1° Sirop (de cynoglosse et d'esprit volatil de succin) contre les convulsions des enfants, la chorée (danse de Saint-Guy) et l'épilepsie du jeune âge.

2° Sirop (de cynoglosse et d'huile volatile de succin), contre la coqueluche, la toux nerveuse et l'enrouement.

3° Sirop (de cynoglosse et d'acide succinique) contre les coliques des enfants (tranchées) avant et après la dentition.

Résumons tout ce qui précède, ma chère Louise, en une seule considération.

Les plus grandes précautions, les soins les mieux entendus, ont certainement de bons résultats. Ils seraient inutiles cependant si l'enfant y était rétif. Je m'explique.

En toutes choses prévenir est sagesse : que de maux peut prévenir la sage et ferme direction maternelle dans l'éducation d'un petit enfant! J'ai dit ÉDUCATION, et je maintiens ce mot prononcé déjà dans nos lettres. Prenons un exemple : dès le premier moment de sa naissance, votre enfant doit être habitué à dormir, le jour au bruit, la nuit dans l'obscurité ; faites silence autour de lui pendant ses premiers sommeils, le moindre choc, vos pas, votre voix dans sa chambre l'éveilleront, il criera, que ferez-vous? Je le sais, vous redoublerez de soins pour éviter ce trouble : un bien plus grand vous menace ; car vous n'imposerez pas le silence à tout le monde, à toute la nature ; et le plus léger bruit inattendu causera au petit dormeur des soubresauts qui le rendront nerveux et le disposeront aux convulsions ; de même, s'il ne connaît pas de bonne heure l'obscurité, il deviendra peureux. Or, que fait un enfant quand il a peur? Il crie et pleure, comme faisait un petit garçon de quatre ans, qui, laissé seul une minute par sa bonne, et sans autre mal, criait, avec des sanglots convulsifs : *Je suis tout seul, je suis tout seul*... Il fallut plusieurs heures pour le calmer. Amenez le vôtre peu à peu, avec sagesse et prudence, à supporter vaillamment les petites contrariétés de la vie. Cela dépend beaucoup de vous. L'enfant et la mère sont deux puissances en présence ; pour son bien montrez-vous tout de suite à lui comme la plus forte ; qu'il le sente ou plutôt le devine, son petit instinct a sa finesse, croyez-le. Il se voit puissant dans votre cœur ; ce sera tant mieux si, en même temps, il vous sait forte et inébranlable dans votre autorité ; qu'il se sache aimé, chéri, mais surveillé ; que vos yeux, vos oreilles, votre cœur, soient toujours sur lui : une mère doit être, en ce qui touche son enfant, l'argus aux cent yeux ; mais gardez-vous qu'il soupçonne la chaîne d'esclave par laquelle il tient votre tendresse, et *jamais* ne vous mettez à ses ordres.

Les enfants sont naturellement égoïstes, ils ont en quelque sorte le droit de nous occuper d'eux; mais il y a une nuance à saisir et bien des précautions à prendre pour ne pas changer ce droit que leur donne leur faiblesse en une personnalité prolongée, grandissante, et bientôt tyrannique. Ce dernier terme n'est pas trop fort; car à mesure qu'il connaîtra, il voudra, et tout lui sera raison de vous dominer. Prenez les devants, soumettez ses premiers caprices, et vous serez étonnée de la facilité avec laquelle vous plierez ce petit roseau.

Vous devez exiger la même fermeté de la nourrice et de la bonne. Il y a nécessité urgente de former d'avance, à son emploi bien entendu, la femme à laquelle vous confierez les deux ou trois premières années de votre enfant. Il me serait facile de vous présenter ce modèle désiré pour toutes les mères; puisque je l'ai sous les yeux dans la bonne de mes petites filles, Virginie B..., qui est depuis six ans dans la famille.

A bien peu d'exceptions près, les bonnes et les nourrices ont le cœur déraisonnablement faible et vaniteux pour les petits êtres qui leur sont confiés : leur déraison vient presque toujours d'ignorance. Afin d'amuser le bébé, d'apaiser ses cris, de l'entendre rire, de le voir admirer, elles le font sauter avec d'autant plus de vigueur que l'enfant paraît s'amuser davantage. Le besoin de mouvement est impérieux chez les petits enfants ; mais ce mouvement doit venir beaucoup plus de lui-même que de la personne qui le tient. Que le vôtre remue en liberté ses petits membres ; c'est une gymnastique indiquée par la nature, en harmonie avec leur âge, leur force, et la seule qui leur soit profitable ; défendez absoment toute secousse violente ; gaieté, amusement, jeux, mais douceur ménagée dans tous les mouvements : telle doit être la consigne.

Ne mettez pas d'amour-propre à le voir marcher de bonne heure ; laissez-le à lui-même sur le tapis où il se traînera... *Le voici à quatre pattes* : ne vous précipitez pas pour le relever ; apprenez-lui, en l'aidant, à se relever seul ; qu'il y fasse un peu d'effort et y mette de l'adresse. Est il debout, craignez les petits véhicules appelés chariots, leur usage a des inconvénients : la poitrine en s'appuyant et poussant se trouve comprimée, les bras remontent, les reins se fatiguent, les jambes parfois se contournent. Essaye-t-il le premier pas, soutenez-le en le laissant s'accrocher à votre main ; s'il chancelle, apprenez-lui à tomber en le conduisant vous-même jusqu'à terre; si, marchant à peu près seul, il tombe, ne lui montrez aucune frayeur, souriez en allant à lui ; mais examinez bien de quelle manière la chute s'est produite ; s'il crie ou pleure, examinez ses membres en les faisant doucement agir : et quand vous êtes assurée qu'il n'a point de mal, remettez-le dans la position où il était quand il est tombé ; par manière de jeu, faites-lui recommencer la chute en le dirigeant, l'impression de peur s'effacera, et son petit instinct, lui faisant comprendre pourquoi et comment il est tombé, il se gardera mieux à l'avenir.

Défendez absolument qu'on l'effraye avec des contes absurdes ; que votre enfant se soumette non par peur de Croquemitaine, mais parce que vous lui aurez inspiré dès ses premiers jours l'instinct, le sentiment de votre autorité douce et tendre.

Enfin surveillance, ma chère Louise, surveillance active et continue de jour et de nuit; que cette surveillance soit comme une atmosphère calme et sereine autour de votre enfant et des personnes qui l'approchent, à qui vous le confiez. Si vous découvrez dans ces dernières un défaut grave de colère, de mensonge, habitude de boisson, de malpropreté, de fainéantise ou désordre de quelque espèce que ce soit, n'hésitez pas, renvoyez. Mettez-y de la douceur, des procédés; mais une fermeté inébranlable; renvoyez sans jamais revenir sur une décision prise. Vous devez à votre enfant toute protection, celle qui écarte de lui l'approche du mal est la plus maternelle et la plus obligatoire de toutes.

Voilà une bien longue lettre, ma chère Louise, je n'y ajoute rien de plus.

Vous connaissez ces paroles : « Faites cela et vous vivrez... » J'ose commenter ce texte sacré en conservant son esprit; je ne saurais mieux finir.

Remplissez en paix devant Dieu, sous son regard, avec l'abondance de ses grâces instamment demandées, les devoirs charmants de votre doux état de mère; jouissez avec sagesse et reconnaissance des joies qu'il vous réserve, pénétrez votre esprit autant que votre cœur des obligations qu'il vous impose, n'hésitez dans aucun cas à les remplir, et vous aurez toutes les chances de bonheur que ce monde peut donner.

Je n'ai pas besoin de vous dire avec quel intérêt je recevrai de vos nouvelles et répondrai toujours à votre confiance.

Lorsque le temps sera venu, vous recevrez de mon affection les considérations que vous me demandez sur l'éducation physique et morale de la seconde enfance.

FIN

TABLE

Typ. de Cosson et Comp., rue du Four-St-Germ., 43.

www.ingramcontent.com/pod-product-compliance
Ingram Content Group UK Ltd.
Pitfield, Milton Keynes, MK11 3LW, UK
UKHW012102240726
13965UKWH00004B/1481